BEI GRIN MACHT SICH IHR
WISSEN BEZAHLT

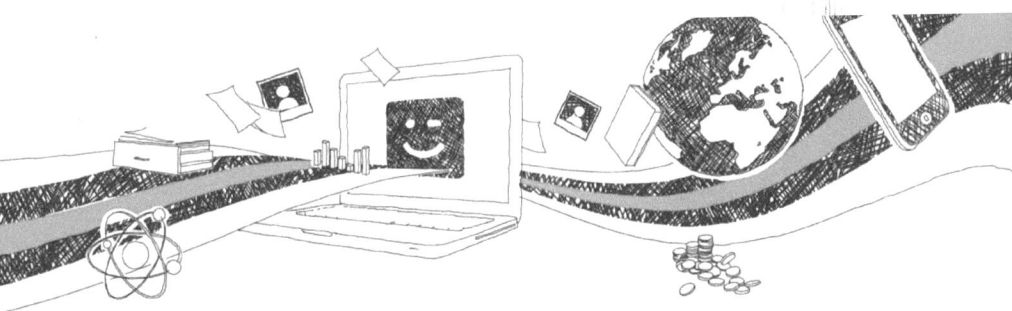

- Wir veröffentlichen Ihre Hausarbeit,
  Bachelor- und Masterarbeit

- Ihr eigenes eBook und Buch -
  weltweit in allen wichtigen Shops

- Verdienen Sie an jedem Verkauf

Jetzt bei www.GRIN.com hochladen
und kostenlos publizieren

GRIN

Cornelia Junge

Maligne Hyperthermie - Symptome, diagnostische und therapeutische Möglichkeiten der Malignen Hyperthermie

GRIN Verlag

Bibliografische Information der Deutschen Nationalbibliothek:

Die Deutsche Bibliothek verzeichnet diese Publikation in der Deutschen National-
bibliografie; detaillierte bibliografische Daten sind im Internet über http://dnb.d-
nb.de/ abrufbar.

Dieses Werk sowie alle darin enthaltenen einzelnen Beiträge und Abbildungen
sind urheberrechtlich geschützt. Jede Verwertung, die nicht ausdrücklich vom
Urheberrechtsschutz zugelassen ist, bedarf der vorherigen Zustimmung des Verla-
ges. Das gilt insbesondere für Vervielfältigungen, Bearbeitungen, Übersetzungen,
Mikroverfilmungen, Auswertungen durch Datenbanken und für die Einspeicherung
und Verarbeitung in elektronische Systeme. Alle Rechte, auch die des auszugsweisen
Nachdrucks, der fotomechanischen Wiedergabe (einschließlich Mikrokopie) sowie
der Auswertung durch Datenbanken oder ähnliche Einrichtungen, vorbehalten.

Impressum:

Copyright © 2005 GRIN Verlag GmbH
Druck und Bindung: Books on Demand GmbH, Norderstedt Germany
ISBN: 978-3-656-67633-1

Dieses Buch bei GRIN:

http://www.grin.com/de/e-book/79520/maligne-hyperthermie-symptome-diagnos-
tische-und-therapeutische-moeglichkeiten

GRIN - Your knowledge has value

Der GRIN Verlag publiziert seit 1998 wissenschaftliche Arbeiten von Studenten, Hochschullehrern und anderen Akademikern als eBook und gedrucktes Buch. Die Verlagswebsite www.grin.com ist die ideale Plattform zur Veröffentlichung von Hausarbeiten, Abschlussarbeiten, wissenschaftlichen Aufsätzen, Dissertationen und Fachbüchern.

Besuchen Sie uns im Internet:

http://www.grin.com/

http://www.facebook.com/grincom

http://www.twitter.com/grin_com

Maligne Hyperthermie
(MH)

Symptome, diagnostische und therapeutische
Möglichkeiten der Malignen Hyperthermie

Inhaltsverzeichnis:

1 Einleitung

In der vorliegenden Arbeit soll das Krankheitsbild der Malignen Hyperthermie dargestellt werden. Eingangs wird dies definiert und epidemiologisch aufbereitet. Im II. Kapitel werden Ätiologie und Pathophysiologie der Erkrankung näher beleuchtet werden. Weitergehend werden Symptome, diagnostische und therapeutische Möglichkeiten der Malignen Hyperthermie- Krise aufgezeigt und in Kapitel VII noch einmal in einer Kurzübersicht genannt. In Kapitel V wird das anästhesiologische Vorgehen bei Patienten mit Maligner Hyperthermie in der Vorgeschichte erläutert. Abschließend ist dem derzeitigen Forschungsstand und möglichen Perspektiven ein eigenes Kapitel gewidmet.

2 Definition und Epidemiologie

Die Maligne Hyperthermie ist eine relativ seltene, akute Komplikation im Rahmen einer Narkose mit extremer Steigerung wärmeproduzierender Stoffwechselvorgänge und fulminantem Anstieg der Körpertemperatur von ca. 1°C/ 5 min. bis auf über 43°C.[1] Abortive Formen mit unspezifischen Zeichen wie unerklärlicher Tachykardie und/ oder Masseterspasmus sind ebenso möglich.

Die Prävalenz liegt bei 1: 251.036 aller Allgemeinnarkosen und bei Verwendung von Succinylcholin bei 1: 62.000. Die Letalität beträgt ca. 10%.[2] Abortive Formen treten häufiger auf: 1: 4.500 – 20.500.[3]

Hauptsächlich wird die MH bei Kindern, Jugendlichen und jüngeren Erwachsenen beobachtet. Eine höhere Inzidenz lässt sich für männliche Patienten festmachen.[4]
Die häufigsten MH- Zwischenfälle finden sich in Hals-, Nasen-, Ohrenheilkunde, Orthopädie und Traumatologie sowie der Allgemeinchirurgie.[5]

---

[1] Pschyrembel, Klinisches Wörterbuch, Walter de Gruyter- Verlag, 258. Auflage, S. 728
[2] Es finden sich verschiedene Angaben, wenige Autoren geben auch eine Rate <5% bzw. <1% an.
[3] Larsen, R: Anästhesie, Urban & Fischer Verlag, 7. Auflage, S. 836
[4] Dies könnte darin begründet sein, dass männliche jüngere Erwachsene häufiger einer Anästhesie bedürfen oder darin, dass Männer mehr Muskelmasse besitzen.
[5] Schulte am Esch J, Scholz J, Wappler F.: Malignant Hyperthermia, Pabst Science Publishers, 2000, S. 28

3 Ätiologie und Pathophysiologie

Als ursächlich für die MH waren zuerst Gendefekte des RyR1, des Ryanodin- Rezeptors, erkannt worden. Dieser reguliert die Ca^{2+}- Freisetzung in den Skelettmuskelzellen. Inzwischen wurde nachgewiesen, dass in verschiedenen Familien MH nicht mit dem Lokus für RyR1 auf Chr. 19q13.1 gemeinsam vererbt wird. Damit ist eine Heterogenität für MH nachgewiesen. 2001 listete die EMHG 15 Mutationen des RyR1 auf, die ursächlich für das Krankheitsbild der MH sowie der CCD sein könnten. Unterdessen wurde ein weiteres Gen, CACNA1S, welches für die α1- Untereinheit des Dihydropyridinrezeptors (DHPR) codiert, gefunden.[6] Dieser Rezeptor ist spannungsabhängig und triggert über eine Proteinbindung die Öffnungswahrscheinlichkeit des RyR.

Derzeit sind 6 verschiedene Loci auf folgenden Chromosomen entdeckt worden: Chr.19, 17, 7, 3, 5 und 1[7]. Die Liste der EMHG wurde 2003 um 7 weitere Mutationen des RyR1 ergänzt.[8]

Auslöser einer MH sind alle volatilen Anästhetika und Succinylcholin. Halothan in Kombination mit Succinylcholin ist der potenteste Trigger, wo hingegen Iso-, En-, Sevo- und Desfluran niedrigpotenter sind. Diese Triggersubstanzen stören bei Patienten mit oben genannten Gendefekten die Calciumhomöostase des Muskels durch eine vermehrte Freisetzung aus dem sarkoplasmatischen Retikulum.[9] Die Induktion zur Muskelrelaxation erfolgt physiologischer Weise durch aktives Absenken der intrazellulären Ca^{2+}-Konzentration auf den Ruhewert. Durch pathologischen Anstieg des Ca^{2+} in der Zelle ist dieser Mechanismus außer Kraft gesetzt. Der Muskel reagiert mit einer Kontraktur, welche sich im klinischen Bild der Muskelrigidität zeigt.
Die Muskelzellen versuchen, das vermehrt anfallende Ca^{2+} in das sarkoplasmatische Retikulum zurückzupumpen.

---

[6] Carsana A, Fortunato G, De Sarno C, Brancadoro V, Salvatore F: Indentifications of new polymorphisms in the CACNA1S gene, Clin Chem Lab Med, 2003 Jan;41(1):20-2
[7] Diese Informationen sind Online- Artikeln des Online Mendelian Inheritance in Man (OMIM)- Kataloges entnommen. #145600, #114208, #600467, #154276, #154275, #601888 unter http://www.ncbi.nlm.nih.gov/entrez/dispomim.cgi?id=145600 bzw. =114208 usw.
[8] Update of European MH Group RYR1 Mutation list 2003, zu finden unter: http://www.emhg.org/Mutation%20criteria%202003.pdf
[9] Larsen sieht einen weiteren möglichen Grund in dem verminderten Re- uptake in das sarkoplasmatische Retikulum.

5

Der Sauerstoffbedarf wird zunehmend größer, und es erfolgt eine Steigerung der aeroben Stoffwechselprozesse. Folge ist eine vermehrte Produktion von Wärme und CO_2.

Der Körper reagiert darauf mit Hyperventilation bei vorhandener Spontanatmung. Im weiteren Verlauf übersteigt der hohe Sauerstoffbedarf das Sauerstoffangebot, so dass anaerobe Stoffwechselprozesse der Zelle zunehmen. Laktat fällt vermehrt an. Die weiterhin steigende Körpertemperatur kann eine Rhabdomyolyse auslösen, welche wiederum ein Akutes Nierenversagen nach sich ziehen kann.

Durch den zellulären Hypermetabolismus kommt es im Skelettmuskel zu einem Mangel an ATP, welcher eine Zellpermeabilitätsstörung zur Folge hat. Daraufhin treten Kalium und Calcium aus der Zelle aus, durch weitere Muskelschädigung steigen auch CK, ALAT, ASAT und Myoglobin im Serum an. Durch diesen enorm gesteigerten Zellmetabolismus und Sauerstoffbedarf muss das Herz maximal arbeiten. Dabei kann es zu einer Tachykardie mit Herzrhythmusstörungen kommen. Je länger der Sauerstoffbedarf nicht gedeckt wird, desto wahrscheinlicher ist eine dauerhafte Schädigung des Hirns des Patienten oder sein Tod.

4 Klinik, Diagnostik und Therapie der Malignen Hyperthermie-Krise

Die klinische Erscheinungsform der MH ist sehr variabel, alle Formen von geringer Ausprägung über moderate Verläufe bis hin zu einer fulminanten MH- Krise sind bekannt. Ebenso existiert kein festes Schema, wann und mit welchen Symptomen sich die MH manifestiert. Eine MH- Krise kann sich kurz nach Narkoseeinleitung, während der Narkose und sogar noch im Aufwachraum entwickeln.

Im Folgenden soll nur auf die fulminante Verlaufsform eingegangen werden. Es werden Früh- von Spätsymptomen unterschieden.

Am häufigsten, in über 80 % der Fälle, werden frühzeitig tachykarde Herzrhythmusstörungen, (supra-) ventrikuläre Arrhythmien, Extrasystolen bis hin zum Herzstillstand beobachtet. Ein weiterer sensitiver Marker ist die rasch ansteigende endexspiratorische CO_2 Konzentration beim kontrolliert beatmeten Patienten. Spontanatmende Patienten können durch eine Hyperventilation auffällig werden. Der CO_2 Absorber ist unter Umständen stark erwärmt. In 50- 80 % der Fälle tritt ein generalisierter Muskelrigor auf. Ebenso kann unmittelbar nach Succinylcholin- Gabe ein Masseterspasmus auftreten. Die Haut ist initial gerötet und warm, nach und nach entwickelt sich eine Zyanose mit Schweißbildung. Der Blutdruck kann schwankend sein. Laborchemisch fallen eine schwere metabolische Azidose und Hyperkaliämie auf. [10]

Zu den Spätsymptomen der MH- Krise gehört eine rasch verlaufende Hyperthermie. So ist ein Körpertemperaturanstieg um 1°C/ 5 min. keine Seltenheit. Hierdurch kann der Patient eine Rhabdomyolyse entwickeln. Im Spätverlauf kommt es zu einem Abfall der Sauerstoffsättigung bei Hypoxämie und darauf folgend zu Zeichen einer sekundären Organschädigung wie Myoglobinurie, zerebraler Krampfanfall, weite Pupillen und / oder ein Herz- Kreislaufstillstand. Überlebt der Patient die Initialphase, resultieren folgende Komplikationen: Herzrhythmusstörungen, Akutes Nierenversagen (ANV), Lungen- und/ oder Hirnödem, neurologische Komplikationen sowie eine Disseminierte Intravasale Gerinnung (DIC).

---

[10] Alle statistischen Angaben dieses Absatzes sind den Leitlinien zur Therapie der malignen Hyperthermie, Anästh. Intensivmed. 43 (2002) 50- 54 entnommen. Stand: 05/ 2002, http://www.dgai.de/06pdf/06_0_08hyperthermie.pdf

Die Diagnostik der MH sollte so früh wie möglich erfolgen. In der Blutgasanalyse (BGA) finden sich eine metabolische und respiratorische Acidose, ein negativer Basenüberschuss (BE), eine Hyperkaliämie sowie Hypercalcämie, ein erhöhtes Laktat und CO_2 sowie ein erniedrigter O_2. Differentialdiagnostisch muss unter anderem an eine thyreotoxische Krise, ein malignes neuroleptisches Syndrom, eine akute febrile Katatonie, eine Hitzeexposition, ein Phäochromozytom, eine Kokainvergiftung und an eine Sepsis gedacht werden.

Ein Anstieg des $paCO_2$ auf ≥ 60 mm Hg und ein Abfall des BE um > -5 bis -7 mval/ l gelten zusammen mit dem klinischen Bild als beweisend für eine MH. Es sollte dennoch keine Behandlung durch diese Parametergrenzen verzögert werden. Im Blut sind nach über 4 Stunden eine Erhöhung der CK und der Transaminasen, bei noch weitergehender Schädigung auch Myoglobin zu messen.

Zuallererst muss jegliche Zufuhr von Triggersubstanzen beendet werden. Der Patient erhält reinen Sauerstoff mit einem Flow von min. 10 l/ min in Hyperventilation, um ihn das vermehrt gebildete CO_2 abatmen zu lassen. Die Narkose wird als Totale Intravenöse Anästhesie (TIVA) mit Opioiden, Sedativa und nicht- depolarisierenden Muskelrelaxantien weitergeführt. Zur Sicherung der Diagnose werden eine BGA sowie oben genannte Werte, wenn möglich zentralvenös, abgenommen.

Die spezifische Therapie der Wahl ist die i.v. Gabe von Dantrolen. Dantrolen inhibiert die Ca^{2+} - Freisetzung aus dem sarkoplasmatischen Retikulum, ohne die Wiederaufnahme zu beeinflussen. Eine der in Deutschland erhältlichen Injektionsflaschen enthält 20 mg Dantrolen- Natrium. Der pH- Wert der Lösung beträgt 9,5. Um einen Gefäßverschluss zu vermeiden, sollte Dantrolen daher nicht i.a. appliziert werden. Bei paravasaler Gabe sind Nekrosen möglich. Die Dosierung von 2,5 mg/ kg Körpergewicht (KG) entspricht bei einem 70- 80 kg schweren Erwachsenen einer Menge von 8-10 Flaschen. Die Infusion sollte, solange die klinische Symptomatik anhält, fortgesetzt werden. Empfehlungen sind hierfür eine Gesamtdosis von 10 mg/ kg KG/ 24 h. Dies entspricht weiteren 35- 40 Flaschen Dantrolen. Die meisten Anstaltspackungen (AP) enthalten 12 Injektionsflaschen. Bei einer MH- Krise müssen demnach im Notfall mindestens 3 AP Dantrolen bereitstehen. Die große Menge an Infusionsflaschen und die Tatsache, dass Dantrolen vor Nutzung in Wasser aufgelöst werden muss, verdeutlichen, dass der Anästhesist dringend Hilfe holen lassen muss.[11]

---

[11] Rote Liste 2006, Muskelrelaxanzien, S. 64 053

BGA, S-Kalium, CK, endtidales CO_2, Hämodynamik und Muskeltonus müssen unter engmaschiger Kontrolle stehen. Symptomatisch sollte eine Gabe von $NaHCO_3$, Elektrolyten und Volumen erfolgen. Der Hyperkaliämie kann mit Diuretika und einer Glucose- Insulin-Infusion entgegen gesteuert werden. Zur Vermeidung eines ANV sind ebenso Diuretika und Volumengabe sinnvoll. Bei sich nicht bessernden Herzrhythmusstörungen trotz Gabe von Dantrolen, Steigerung der Ventilation und Acidoseausgleich ist eine symptomatische Therapie mit Antiarrythmika angezeigt. Hierbei verwendet man β- Blocker oder Lidocain. Ca^{2+}-Antagonisten sowie Glykoside sind nicht sinnvoll, da die bereits bestehende Hyperkaliämie verstärkt werden kann bzw. die Ca^{2+} Konzentration im Sarkoplasma weiter ansteigt. Nach Bedarf ist ebenso der Einsatz von Katecholaminen (CA) und Ca^{2+} möglich. Bei schwerer Hyperkaliämie wirkt Ca^{2+} sofort antagonistisch zu K^+. Der Effekt setzt nach 1- 3 min. ein und hält 30- 60 min an.[12] Sekundärmaßnahmen betreffen die Kühlung des Patienten, die durch kalte Infusionslösungen, Eiswasserspülungen und Oberflächenkühlung erfolgen kann. Zum Monitoring sollten ein arterieller und zentralvenöser Zugang (ZVK) gelegt werden. Ebenso ist ein Blasenkatheter zur Überwachung der Nierenfunktion unverzichtbar. Nach Stabilisierung des Patienten muss ein intensivmedizinisches Monitoring erfolgen. Kreatinin, Harnstoff und Elektrolyte erlauben ein Monitoring der Nierenfunktion.

Daneben muss neben einer Hyperkaliämie durch Gabe von $NaHCO_3$ mit einer Hypernatriämie gerechnet werden. CK, ALAT, ASAT und Myoglobin geben Aufschluss über das Ausmaß der Muskelschädigung. Weiterhin müssen BGA und Blutbild engmaschig kontrolliert werden. Aufgrund von Schock, Freisetzung von Gewebsthromboplastin und Hämolyse sind Fälle von DIC beschrieben worden. Eine low- dose Heparinisierung unter Kontrolle der Gerinnungsparameter ist daher sinnvoll.

Um das Krankheitsbild anschaulicher zu gestalten, folgt ein Fallbeispiel aus Japan:

„Anesthesia was induced with fentanyl 100 microg, propofol 60 mg and vecuronium 9 mg intravenously and maintained with nitrous oxide, oxygen and sevoflurane. About 120 min after the induction of anesthesia (50 min after pneumoperitoneum), PETCO2 increased to 54 mmHg. Thirty min later, body temperature (BT), heart rate (HR), PETCO2 and airway pressure (Paw) increased rapidly to 37.5 degrees C, 92 beats x min(-1), 62 mmHg and 3/33 cmH2O, respectively. The diagnosis of MH was made.

---

[12] Pharmakologische Abgaben zum Ca^{2+} aus Ziegenfuß T: Notfallmedizin, Springer Verlag, 3. Auflage, S. 382

The inspiratory gas was changed to 100% O2, and a bolus of 100 mg dantrolene was given. He had BT of 39.7 degrees C, HR of 152 beats x min (-1), PETCO2 of 123 mmHg, Paw of 3/40 cmH2O at the worst point."[13]

Warum reagierten die Anästhesisten nicht auf die Herzrhythmusstörungen und das ansteigende endexspiratorische CO_2 als Frühmarker der MH?

„Rise in Paw and arrhythmia turned up frequently as complications of laparoscopic surgery, but they are very similar to the first symptoms of malignant hyperthermia. The decrease in BT with CO_2 pneumoperitoneum can mask symptoms of MH. Awareness of this fact is important not to delay the diagnosis."[14]

---

[13] Kobatake T, Kouchi A, Hashimoto M, Ono M, Saito N: First report of malignant hyperthermia which occurred during laparoscopic surgery in Japan in a patient with typical family history, Masui, 2006 Jan;55(1):69-72
[14] Kobatake T, Kouchi A, Hashimoto M, Ono M, Saito N: First report of malignant hyperthermia which occurred during laparoscopic surgery in Japan in a patient with typical family history, Masui, 2006 Jan;55(1):69-72

5 Sicherung der Diagnose,
Anästhesie bei Verdacht auf bzw. bei bekannter MH

Zur Sicherung der Diagnose MH besitzt die Anamnese die größte Bedeutung. Die MH ist vergesellschaftet mit Erkrankungen wie der Central Core Disease (CCD) und dem King- Denborough- Syndrom. Der MH ähnliche Symptome können bei Leiden wie der Myotonia congenita, der Duchenne- Dystrophie, der Osteogenesis imperfecta, der Arthrogryposis, der akuten febrilen Katatonie und dem malignen neuroleptischen Syndrom auftreten.[15] Sind diese Erkrankungen aus der Eigenanamnese bekannt, sollte im Interesse des Patienten auf Triggersubstanzen verzichtet werden. Weiterhin sollte an eine MH gedacht werden bei Angaben des Patienten über hohes Fieber bei Anstrengung, Infektion oder Aufregung, bei Angaben über Myoglobinurie nach Anstrengung bzw. bei spontanen Muskelkrämpfen.

Erhöhte CK- Werte, Elektromyographie (EMG), Histopathologie etc. weisen auf eine MH hin, sind aber als diagnostische Mittel zu unspezifisch und/ oder zu wenig sensitiv.
Eine hohe Sensitivität (97- 99%) und Spezifität (93.6%)[16] bietet derzeit der IVCT (In vitro muscle contracture test). Dieser Test gilt daher momentan als Goldstandard, um das individuelle Risiko für eine MH- Empfindlichkeit abzuschätzen.
Hierfür wird eine Muskelbiopsie entnommen, die einzelnen Muskelbündel gelangen in eine 37°C warme Krebs- Lösung, von Sauerstoff durchströmt, und werden aufgespannt. Durch einen elektrischen Reiz werden die Muskelbündel zum Kontrahieren gebracht und die Kraft gemessen. Nach einer Erholungszeit werden einer Messkammer Halothan, einer anderen Coffein in aufsteigender Konzentration zugeführt. Der Halothantest beruht auf der Annahme, dass volatile Anästhetika unspezifisch membran- destabilisierend und Ca^{2+}-mobilisierend wirken. Coffein führt zu einer intrazellulären cAMP- Konzentrationserhöhung. Außerdem bindet Coffein am RyR und erhöht somit im MH- disponierten Muskel die Offenwahrscheinlichkeit der Ca^{2+} Kanäle.
Sowohl der Halothan- als auch der Coffeintest werden zweimal durchgeführt. Bei nicht erkrankten Patienten kontrahieren sich die Muskelbündel nicht oder nur bei sehr hohen

---

[15] Hierbei sind die CCD und das King- Denborough- Synrom primäre Erkrankungen des Ca^{2+} Stoffwechsels. Wo hingegen bei den anderen oben genannten Erkrankungen eine sekundäre Stoffwechselstörung vorliegt.
[16] Diese Prozentangaben machen Rüffert H, Olthoff D, Deutrich C, Thamm B, Froster U in: In vitro contracture test and gene typing in diagnosing malignant hyperthermia. Each as an appropriate complement to the other method, Anaesthesist, 2000 Feb;49(2):113-20.

Konzentrationen von Halothan und Coffein. Bei Patienten, die an MH erkrankt sind, kontrahieren sich die Muskelfasern schon in geringerer Konzentration und reagieren mit steigenden Konzentrationen mit einer Kontraktur.

Hierbei definiert das Protokoll der European Malignant Hyperthermia Group (EMHG) drei Diagnosegruppen: MH- susceptible, MH- equivocal und MH- normal. MHS-Patienten reagieren im IVCT sowohl im Coffein- als auch im Halothantest. Als MHE getestete Patienten haben nur bei einem der beiden zugeführten Stoffe einen positiven Befund. Bei MHN Patienten lässt sich in keinem der Muskelbündel eine Kontraktur, die einem positiven IVCT entspricht, nachweisen. Zur Sicherheit der Patienten sollte bei MHS und MHE eine triggerfreie Narkose durchgeführt werden.

Mithilfe der Molekulargenetik können MH- assoziierte Gendefekte ausfindig gemacht werden. Wie oben beschrieben hat die EMHG mittlerweile mehr als 20 Mutationen veröffentlicht, die im ursächlichen Zusammenhang stehen oder stehen könnten. Eine PCR mit anschließender Verwendung von Restriktionsenzymen ist aufwendig und kostenintensiv. In Familien mit bekannter MH ist der molekulargenetische Test zu 50% zuverlässig. Der negativ prädiktive Wert hingegen liegt bei 95%.[17] Somit kann der DNA- Test den IVCT momentan noch nicht ersetzen, sondern ergänzt ihn lediglich.

In der Vergangenheit versuchte man, einen Score aufzustellen, der klinische Episoden als MH verifizieren oder falsifizieren könnte. Patienten erhielten für eine respiratorische Acidose, Temperaturanstieg, Herzbeteiligung, Muskelrigor und Muskelschaden jeweils 3 – 15 Punkte. Im Falle einer positiven Familienanamnese ist der Score erweiterbar. Es hat sich jedoch herausgestellt, dass dieser Score nur dürftig mit dem IVCT korreliert.[18] Somit bleiben momentan der IVCT und der DNA- Test Methoden der Wahl.

Wann wird nun ein IVCT bzw. ein genetischer Test durchgeführt?

Zur Beantwortung dieser Frage hat die European Malignant Hyperthermia Group (EMHG) folgenden Algorithmus aufgestellt:

---

[17] Girard T, Treves S, Voronkov E, Siegemund M, Urwyler: Molecular genetic testing for malignant hyperthermia susceptibility, Anaesthesiology, 2004 May;100(5):1076-80.

[18] Kerstin Kolodzie, M.D., Frank Wappler, M.D., Marko Fiege, M.D., Mark U. Gerbershagen, M.D., Jochen Schulte am Esch, M.D., Department of Anesthesiology, University Hospital Hamburg-Eppendorf, Hamburg, Germany: Validation of the Clinical Grading Scale for Prediction of Malignant Hyperthermia, 2003

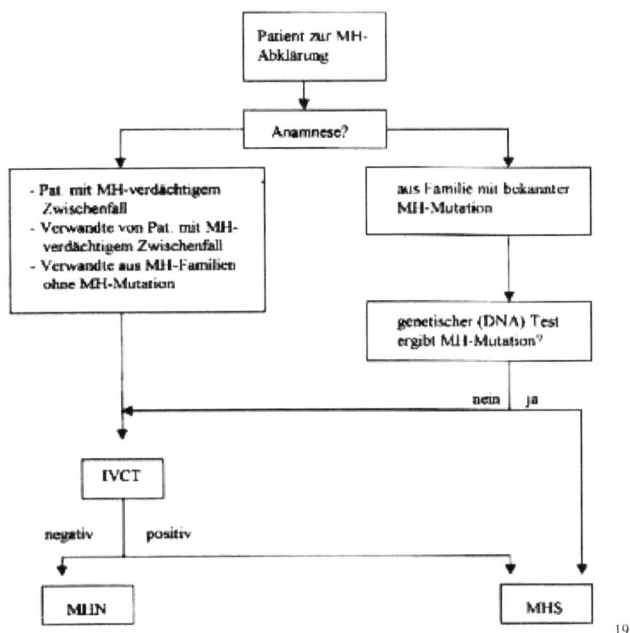

Ist eine MH in der Vorgeschichte des Patienten bekannt, muss auf alle Triggersubstanzen in der Narkose verzichtet werden. Ist der Eingriff in Regionalanästhesie geplant, sollte eine stärkere Sedierung erfolgen, um die MH nicht durch Stress zu triggern. In Allgemeinnarkose ist die TIVA Mittel der Wahl. Eine Dantrolen- Prophylaxe sollte unmittelbar bzw. 45 min. vor Narkose beginnen und nach 6 h bei länger dauernden Operationen wiederholt werden.[20] Der Patient sollte im Einleitungsraum auf eine Kühlmatte gelegt werden, die bei Bedarf angeschaltet werden kann. Nach Narkoseeinleitung ist ein Blasenkatheter von Vorteil, um die Menge und Farbe des Urins beurteilen zu können.

Selbst bei triggerfreier Narkose sind Zwischenfälle möglich, wie folgender Abstract aus den USA beweist:

---

[19] Der Algorithmus ist der Infoseite der Uni Leipzig entnommen: http://www.uni-leipzig.de/~kai/mhinfo.htm
In englischer Sprache ist dieser in den Guidelines 2001 der EMHG unter
http://www.emhg.org/guidelines2001.pdf zu finden.
[20] Schulte- Sasse U, Eberlein HJ: Neue Erkenntnisse und Erfahrungen auf dem Gebiet der malignen Hyperthermie. Anaesthesist 35:1, 1986

„We describe a patient with a suspected family history of MH who developed hyperpyrexia, acidosis, and hypermetabolism after cardiac surgery despite a nontriggering anaesthetic. No drugs were identified as being causative and we theorize that systemic rewarming was the inciting cause of MH in this MH-susceptible individual via a mechanism similar to heat stroke. "[21]

Es stellt sich die Frage, ob Patienten mit bekannter MH eine Nacht in der Klinik überwacht werden sollten. Dies hat sich in einer neuseeländischen Studie als nicht notwendig erwiesen. Ein ambulantes Operieren sei unter der Bedingung einer angemessenen Einrichtung und einer erfahrenen postoperativen Versorgung ebenso möglich.[22]

[21] Lichtman AD, MD, Oribabor C, MD: Malignant Hyperthermia Following Systemic Rewarming After Hypothermic Cardiopulmonary Bypass, Anesth Analg 2006;102:372-375

[22] Pollok N, Langton E, Mc Donnel N, Tiernessen J, Stowell K: Malignant hyperthermia and day stay surgery, Anaesth Intensive Care, 2006 Feb, 34(1):40-5

6 Forschungsstand und Perspektiven

Bisher unbeantwortete Fragen zum Krankheitsbild der MH gibt es viele: Inwieweit ist Stress ausschlaggebend? Es sind Fälle beschrieben bei denen ohne Triggersubstanzen eine MH ausgelöst wurde. Da die Unfallchirurgie mit einem erhöhten Risiko der MH assoziiert ist, lässt dies einen Zusammenhang vermuten. Im Gegensatz dazu verstarben Patienten an einer MH- Krise, die nicht-anästhesiologischen Stress gut tolerierten.[23]

Warum trifft MH eher Männer als Frauen? Warum bricht eine MH bei einem MHS- Patienten unter Zufuhr von Triggersubstanzen nicht immer aus? Lösen eine bestimmte Anzahl und Kombination von Genmutationen unterschiedliche Schweregrade der MH aus? Und wenn ja, welche?

Derzeit sind gute Möglichkeiten für die Diagnostik und Therapie der MH vorhanden. Forscher sind intensiv bemüht, den IVCT zu verbessern. Kombinationen der Triggersubstanzen mit anderen Substanzen wie Ryanodin sind in Erprobung.

Es ist möglich, dass neue Kombinationen des IVCT ermöglichen, MHE- Patienten in MHS und MHN auftrennen zu können.[24]

Dennoch wäre es vor allem für die Patienten aber auch im Sinne der Kostenträger wünschenswert, einen weniger invasiven aber hoch sensitiven und spezifischen Marker bzw. einen Screeningtest zu entwickeln. Die Idee, Coffein und Halothan lokal zu applizieren, wurde 2004 in einer Dissertation an der Uni Würzburg praktisch umgesetzt. Dabei wurde durch die i.m. Applikation der Triggersubstanzen eine lokale, temporäre, hypermetabole Stoffwechselsituation unter Messung der intramuskulären Laktatkonzentration und des CO_2 Partialdrucks ausgelöst. Laktat, CO_2, S- Myoglobin, CK und das Schmerzgefühl waren bei MHS Patienten signifikant höher als bei MHN getesteten Patienten, dabei ohne systemische Nebenwirkungen. Somit existiert ein minimal invasives Verfahren, weitere Untersuchungen sind jedoch nötig, um das Verfahren standardisieren und Aussagen über Sensitivität und

---

[23] Mehr dazu hierzu in Schulte am Esch J, Scholz J, Wappler F.: Malignant Hyperthermia, Pabst Science Publishers, 2000, S. 27 und in Fletcher R, Ranklev E, Olsson AK et al.: Malignant hyperthermia syndrome in an anxious patient. Br J Anaesth 53:993

[24] Bendahan D, Guis S, Monnier N, Kozak- Ribbens G, Lunardi J., Ghattas B, Mattei JP, Cozzone PJ: Comparative analysis of in vitro contracture tests with ryanodine and a combination of ryanodine with either halothane or caffeine: a comparative investigation in malignant hyperthermia, Acta Anaesthesiol Scand, 2004 Sep;48(8):1019-27

Spezifität machen zu können.[25] Im genetischen Bereich werden intensiv neue Mutationen gesucht. In den nächsten Jahren wird sich in diesem Forschungsbereich weiterhin viel Neues ergeben, und vielleicht kann der invasive IVCT in Zukunft gänzlich ersetzt werden.

Für die Therapie wäre ein schneller infundierbares Mittel hervorragend. Über die sehr viel höhere Wasserlöslichkeit des Ersatzpräparates Azumolen wurde schon 1990 berichtet. Bisher ist es aber nicht für die Therapie der MH im Einsatz.[26] Auch hier gibt es weiteren Forschungsbedarf.

Eine weitere denkbare Möglichkeit wäre der Verzicht auf jegliche Triggersubstanzen, besonders in der Traumatologie, wo eine Anamnese erschwert oder unmöglich ist und eine höhere Prävalenz an MH verzeichnet wird.

---

[25] Hager M: Ein metabolischer Test zur Diagnose einer Malignen Hyperthermie- Veranlagung, Würzburg 2004
[26] Dershwitz M, Sreter FA: Azumolene reverses episodes of malignant hyperthermia in susceptible swine, Anesth Analg 1990 Mar;70(3):253-5.

7 Abstract zur Klinik, Diagnostik und Therapie der MH- Krise

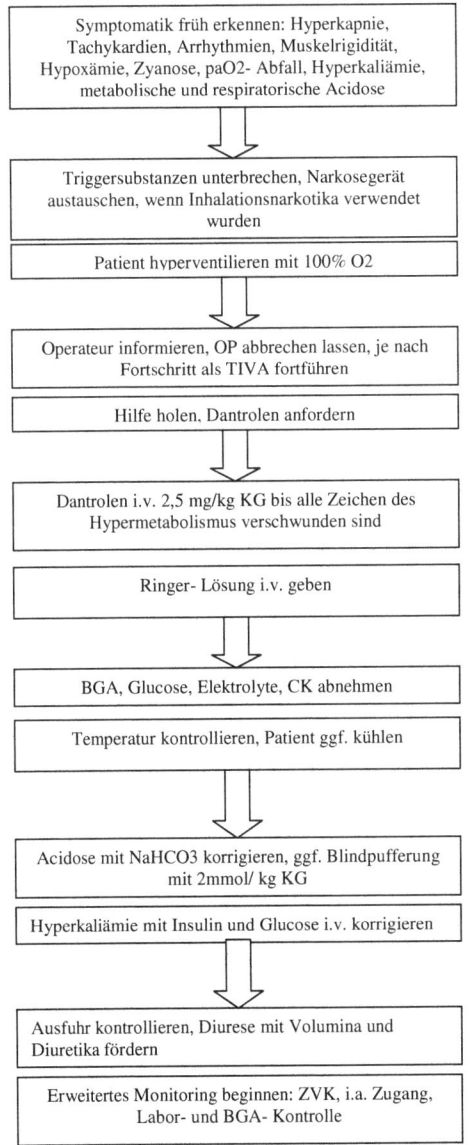

Symptomatik früh erkennen: Hyperkapnie, Tachykardien, Arrhythmien, Muskelrigidität, Hypoxämie, Zyanose, paO2- Abfall, Hyperkaliämie, metabolische und respiratorische Acidose

Triggersubstanzen unterbrechen, Narkosegerät austauschen, wenn Inhalationsnarkotika verwendet wurden

Patient hyperventilieren mit 100% O2

Operateur informieren, OP abbrechen lassen, je nach Fortschritt als TIVA fortführen

Hilfe holen, Dantrolen anfordern

Dantrolen i.v. 2,5 mg/kg KG bis alle Zeichen des Hypermetabolismus verschwunden sind

Ringer- Lösung i.v. geben

BGA, Glucose, Elektrolyte, CK abnehmen

Temperatur kontrollieren, Patient ggf. kühlen

Acidose mit NaHCO3 korrigieren, ggf. Blindpufferung mit 2mmol/ kg KG

Hyperkaliämie mit Insulin und Glucose i.v. korrigieren

Ausfuhr kontrollieren, Diurese mit Volumina und Diuretika fördern

Erweitertes Monitoring beginnen: ZVK, i.a. Zugang, Labor- und BGA- Kontrolle

8 Verwendete Abkürzungen, Literatur- und Quellenverzeichnis

8.1 Abkürzungen:

ALAT, ASAT:	Alanin- Aminotransferase, Aspartat-Aminotransferase
ANV:	Akutes Nierenversagen
AP:	Anstaltspackung
BE:	Base Excess, Basenüberschuss
BGA:	Blutgasanalyse
CA:	Catecholamine
cAMP	cyclisches Adenosinmonophosphat
CCD:	Central Core Disease
CK:	Creatinkinase
DIC:	Disseminierte Intravasale Gerinnung
EMG:	Elektromyographie
EMHG:	European Malignant Hyperthermia Group
IVCT:	In vitro muscle contracture test, in vitro Muskelkontraktionstest
KG:	Körpergewicht
MH:	Maligne Hyperthermie
OMIM:	Online Mendelian Inheritance in Man
RyR1:	Ryanodin- Rezeptor
TIVA:	Totale Intravenöse Anästhesie
ZVK:	Zentralvenöser Katheter

8.2 Literatur- und Quellenverzeichnis:

1. Bendahan D, Guis S, Monnier N, Kozak- Ribbens G, Lunardi J., Ghattas B, Mattei JP, Cozzone PJ: Comparative analysis of in vitro contracture tests with ryanodine and a combination of ryanodine with either halothane or caffeine: a comparative investigation in malignant hyperthermia, Acta Anaesthesiol Scand, 2004 Sep;48(8):1019-27

2. Carsana A, Fortunato G, De Sarno C, Brancadoro V, Salvatore F: Indentifications of new polymorphisms in the CACNA1S gene, Clin Chem Lab Med, 2003 Jan;41(1):20-2

3. Dershwitz M, Sreter FA: Azumolene reverses episodes of malignant hyperthermia in susceptible swine, Anesth Analg 1990 Mar;70(3):253-5.

4. Girard T, Treves S, Voronkov E, Siegemund M, Urwyler: Molecular genetic testing for malignant   hyperthermia susceptibility, Anaesthesiology, 2004 May;100(5):1076-80.

5. Hager M: Ein metabolischer Test zur Diagnose einer Malignen Hyperthermie-Veranlagung, Dissertation, Würzburg 2004

6. http://www.dgai.de/06pdf/06_0_08hyperthermie.pdf Zugriff am 26.02.2006

7. http://www.emhg.org/guidelines2001.pdf , Zugriff am 01.03.2006

8. http://www.emhg.org/Mutation%20criteria%202003.pdf Zugriff am 02.03.2006

9. http://www.ncbi.nlm.nih.gov/entrez/query.fcgi?CMD=search&DB=OMIM , Zugriff am 04.03.06

10. http://www.uni-leipzig.de/~kai/mhinfo.htm Zugriff am 26.02.2006

11. Kerstin Kolodzie, M.D., Frank Wappler, M.D., Marko Fiege, M.D., Mark U. Gerbershagen, M.D., Jochen Schulte am Esch, M.D., Department of Anesthesiology, University Hospital Hamburg-Eppendorf, Hamburg, Germany: Validation of the Clinical Grading Scale for Prediction of Malignant Hyperthermia 2003, unter http://www.asaabstracts.com/strands/asaabstracts/abstract.htm;jsessionid=5DF41162E 9B66D22E1DC2DCDE9FD55AD?year=2003&index=14&absnum=1421 Zugriff am 03.03.2006

12. Kobatake T, Kouchi A, Hashimoto M, Ono M, Saito N: First report of malignant hyperthermia which occurred during laparoscopic surgery in Japan in a patient with typical family history, Masui, 2006 Jan;55(1):69-72

13. Larsen, R: Anästhesie, Urban & Fischer Verlag, 7. Auflage

14. Leitlinien zur Therapie der malignen Hyperthermie, Anästh. Intensivmed. 43 (2002) 50- 54 Stand: 05/ 2002, http://www.dgai.de/06pdf/06_0_08hyperthermie.pdf, Zugriff am 27.02.2006

15. Lichtman AD, MD, Oribabor C, MD: Malignant Hyperthermia Following Systemic Rewarming After Hypothermic Cardiopulmonary Bypass, Anesth Analg 2006;102:372-375

16. Online- Gendatenbank OMIM

17. Pollok N, Langton E, Mc Donnel N, Tiernessen J, Stowell K: Malignant hyperthermia and day stay surgery, Anaesth Intensive Care, 2006 Feb, 34(1):40-5

18. Pschyrembel, klinisches Wörterbuch, Walter de Gruyter- Verlag, 258. Auflage

19. Rote Liste 2006

20. Rüffert H, Olthoff D, Deutrich C, Thamm B, Froster U in: In vitro contracture test and gene typing in diagnosing malignant hyperthermia. Each as an appropriate complement to the other method, Anaesthesist, 2000 Feb;49(2):113-20.

21. Schulte am Esch J, Scholz J, Wappler F.: Malignant Hyperthermia, Pabst Science Publishers, 2000, S. 26

22. Schulte- Sasse U, Eberlein HJ: Neue Erkenntnisse und Erfahrungen auf dem Gebiet der malignen Hyperthermie. Anaesthesist 35:1, 1986

23. www.emhg.org , Zugriff am 28.02.2006

24. Ziegenfuß T: Notfallmedizin, Springer Verlag, 3. Auflage